DRAINAGE DE L'UTÉRUS

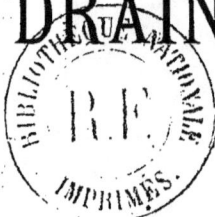

(4 FIGURES)

PAR

MM. LANELONGUE ET CH. FAGUET

Professeur de Clinique chirurgicale   Chef de Clinique chirurgicale

à la Faculté de Médecine de Bordeaux

BORDEAUX

IMPRIMERIE DU MIDI, P. CASSIGNOL

91, Rue Porte-Dijeaux, 91

—

1895

DRAINAGE DE L'UTÉRUS

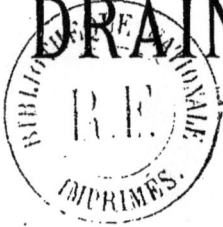

(4 FIGURES)

PAR

MM. LANELONGUE ET CH. FAGUET

Professeur de Clinique chirurgicale   Chef de Clinique chirurgicale

à la Faculté de Médecine de Bordeaux

BORDEAUX

IMPRIMERIE DU MIDI, P. CASSIGNOL

91, Rue Porte-Dijeaux, 91

—

1895

DRAINAGE DE L'UTÉRUS

L'accord est loin d'être fait entre les gynécologues sur le choix du meilleur mode de traitement d'un grand nombre d'affections utérines et péri-utérines, pour lesquelles on considère comme indiquées diverses interventions sanglantes non exemptes de dangers, ou contre lesquelles on reste presque désarmé, si on s'en tient aux seuls agents thérapeutiques médicaux. C'est à ces cas, que convient plus particulièrement le drainage de l'utérus dont la technique, les indications et les contre-indications, les avantages et les inconvénients ne sont peut-être pas encore déterminés d'une façon précise.

Une statistique de *quarante et un cas* (1) suivis pendant un certain temps et dans lesquels ce mode de traitement a été appliqué, nous engage à faire connaître les résultats que nous avons obtenus.

Séance du 10 août 1895.

(1) Ces observations, pour la plupart, sont relatées en détails dans la thèse de doctorat de M. J. Vitrac, Bordeaux 1895.

I

Voici la méthode que nous employons :

1º **Soins préliminaires**. — Toutes les malades qui entrent dans notre service pour des accidents inflammatoires de l'utérus et des annexes, sont soumises tout d'abord au repos absolu au lit, et à des soins antiseptiques réguliers : injections vaginales tièdes biquotidiennes (solutions de sublimé à 1 p. 2.000 ; de permanganate de potasse à 1 p. 1.000 ; d'acide phénique à 10 p. 1.000). Ces injections sont données dans la position horizontale et sous une faible pression. Dans l'intervalle des injections, on introduit dans l'utérus des crayons d'iodoforme et on place dans le vagin des tampons de ouate iodoformée ou imbibés de glycérine iodoformée ; le plus souvent nous employons des tampons de ouate recouverts d'onguent-napolitain.

Chaque jour, nous prescrivons, des lavements à l'acide borique, et fréquemment des purgatifs huileux.

Enfin, dans quelques circonstances, nous appliquons au niveau des annexes, une série de vésicatoires volants (vingt-quatre heures) dont la plaie est pansée à l'onguent napolitain.

L'ensemble de ces moyens thérapeutiques, constitue notre *traitement médical* des affections inflammatoires de l'utérus et des annexes. Ce traitement, dont la durée est très variable suivant les cas, précède toujours le curettage et le drainage.

2º **Drainage de l'utérus**. — Le drainage de l'utérus proprement dit, comprend trois temps :

a) La dilatation de l'utérus ;

b) Le curettage suivi quelquefois d'opérations complémentaires ;

c) La mise à demeure d'un drain.

a) Dilatation. — Nous avons recours, à la dilatation lente, au moyen des tiges de laminaire conservées dans l'éther iodoformé et cocaïné. Cette dilatation se fait le plus souvent en deux séances : elle est commencée l'avant-veille de l'opération. Nous introduisons ordinairement, le premier jour, une tige correspondant au numéro 19 de la filière Charrière, et nous la maintenons en place avec des tampons de ouate iodoformée ; le lendemain, nous enlevons cette première tige, et après avoir fait un lavage intra-utérin avec une solution de sublimé à 1 p. 2.000, nous placons parallèlement dans l'utérus deux tiges numéro 21. Ces deux tiges suffisent à produire, après gonflement, une large dilatation de la matrice.

L'hystérométrie doit toujours être faite avec grand soin, avant de placer la première tige : elle fixera le chirurgien, sur la longueur de la cavité utérine, sa direction, etc.; elle fera la voie en quelque sorte et facilitera beaucoup ce temps opératoire.

Enfin, pour rendre plus aisé ce point de technique, il est bon de mettre les malades dans la position génupectorale, de se servir des valves de Simon, d'abaisser ou de fixer le col à l'aide des pinces de M. S. Duplay.

b) Curettage. — Les malades sont placées dans la position dorso-sacrée, membres inférieurs fortement fléchis sur le bassin, etc. ; l'anesthésie est obtenue soit avec l'éther, soit avec le chloroforme. Le champ opératoire est soigneusement aseptisé ; cathétérisme, etc. ; ablation des tampons vaginaux et des tiges de laminaire, fixation de l'utérus à l'aide de deux pinces de M. S. Duplay appliquées au niveau des commissures du col ; lavage intra-utérin (un litre d'une solution de sublimé à 1 p. 2.000) avec la sonde dilatatrice de M. Segond.

Après ces soins préliminaires, le curettage est fait *sans irrigation*, avec les curettes à boucle. Ce temps opératoire ne doit être considéré comme terminé que lorsque le bord tranchant de l'instrument promené sur les divers points de la cavité utérine, et en particulier dans les angles et sur le fond de l'organe, produit un cri spécial bien connu.

Nous faisons ensuite un grand lavage intra-utérin avec la sonde dilatatrice de M. Segond, puis nous procédons à l'*écouvillonnage* de la cavité utérine avec six tampons de ouate hydrophile, montés d'une façon spéciale sur des pinces : trois de ces tampons sont imbibés d'une solution d'acide phénique à 50 p. 1.000, les trois autres de liqueur de Van Swieten. Un gros crayon d'iodoforme est ensuite placé dans l'utérus.

c) Drainage. — Le drain que nous employons est constitué par une tige d'aluminium (modèle de M. le docteur Lefour); il est maintenu en place par un disque

en caoutchouc rouge vulcanisé construit sur les indications de M. le docteur Courtin.

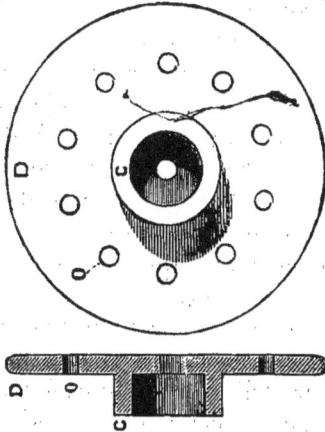

FIG. I.   FIG. II.

FIG. I. Tige en aluminium du D' Lefour. — FIG. II. Disque en caoutchouc du D' Courtin.

On monte la tige sur le disque et à l'aide d'une pince
à pansement, on l'introduit dans la cavité utérine aus-
sitôt après le curettage.

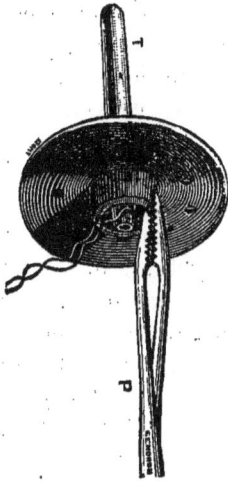

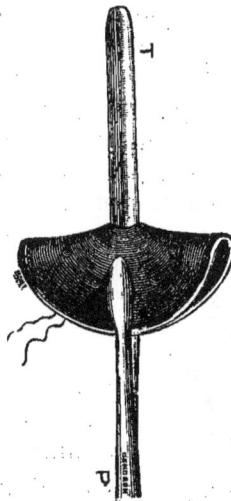

FIG. III.   FIG. IV.

Disque et tige prêts à être introduits dans la cavité utérine.

Dans quelques circonstances, nous avons échancré le disque caoutchouc pour faciliter l'écoulement des liquides qui s'échappent de la cavité utérine; d'autres fois nous avons fixé la tige à l'aide de fils de soie ou de crins de Florence, passés au travers des deux lèvres du col (Lefour).

Quel que soit le procédé employé, deux ou trois tampons de ouate iodoformée placés dans le vagin constituent le pansement.

Opérations complémentaires. — Nous comprenons sous la dénomination d'opérations complémentaires : la trachélorrhaphie, uni ou bilatérale; l'amputation du col (méthode de Schroder), la colporrhaphie antérieure, postérieure ou double; la périnéorrhaphie ou la colpopérinéorrhaphie; et quelquefois enfin, le raccourcissement des ligaments ronds. Ces diverses interventions, on le conçoit, ont ou n'ont pas leurs indications suivant les différents cas qui se présentent; nous n'avons pas à les décrire ici, mais nous devons dire qu'elles ne gênent en rien le drainage tel que nous le pratiquons.

Soins consécutifs. — Les tampons vaginaux sont enlevés du quatrième au sixième jour; les malades prennent chaque jour deux injections, soit avec une solution d'acide borique à 3 0/0 ou d'acide phénique à 1 0/0. *Jamais* on ne doit après le drainage prescrire en injections vaginales des *solutions de sublimé*, même très étendues; le bichlorure de mercure attaque l'aluminium et peut amener soit la chute du drain, soit des accidents (1) (deux observations).

Nos malades commencent ordinairement à se lever au bout de quinze jours ou trois semaines; toutefois, dans les affections inflammatoires du paramétrium et des annexes, le repos au lit est nécessaire pendant un temps beaucoup plus long.

Durée du traitement. — La durée du traitement a été très variable; elle est subordonnée à la gravité de chaque cas particulier; jamais le drain n'a été laissé en

---

(1) Dans deux cas, nous avons vu l'extrémité inférieure de la tige d'aluminium érodée, devenir très effilée, et menacer de perforer la cloison recto-vaginale.

place moins de deux mois, et nous avons des malades
dont l'utérus est drainé depuis dix-neuf mois.

Il faut revoir souvent les malades, les examiner avec
grand soin, les surveiller attentivement; le drain ne sera
supprimé que dans les circonstances suivantes :

1° Guérison persistante depuis plusieurs mois avec
disparition des troubles fonctionnels, surtout pendant
les époques menstruelles ;

2° Etat resté stationnaire après un an de drainage ;

3° Accidents inflammatoires secondaires, à forme
aiguë.

II

Les cas dans lesquels nous avons employé le drainage
de l'utérus peuvent se diviser en trois groupes :

a) Sténoses et déviations utérines.

b) Inflammations subaiguës et chroniques de l'utérus,
d'origine blennorrhagique ou puerpérale.

c) Paramétrites, salpingites et ovarites.

Mais comme il est assez rare d'observer isolément
ces diverses lésions qui, le plus souvent coexistent, nous
devons, pour apprécier la valeur du traitement, consi-
dérer non seulement la lésion en elle-même, mais aussi
et surtout les troubles fonctionnels. On sait d'ailleurs
qu'un grand nombre de ces troubles sont communs à
la plupart de ces affections et constituent en réalité un
syndrome utérin ou mieux un *syndrome génital.*

a) **Sténoses**. — Deux cas survenus à la suite de cau-
térisations répétées; bons résultats après cinq et six
mois de drainage.

Déviations. — 1° *Antéversion* : huit cas. Guérisons :
six. Amélioration avec fixité persistante de l'utérus :
un. Enfin, dans un cas, l'utérus, après avoir repris sa
mobilité pendant quelques jours, a été de nouveau fixé
en antéversion douloureuse.

2° *Rétroversion* : neuf cas. Guérisons : six. Améliorations : deux. Résultat nul : un.

3° *Antéflexion* : huit cas. Guérisons avec disparition
de l'angle de flexion et de tous les symptômes : deux.
Améliorations (disparition des troubles fonctionnels,
mais persistance de l'antéflexion) : quatre. Résultat nul:
deux.

4° *Rétroflexion* : six cas. Guérisons : deux. Améliorations : trois. Résultat nul après amélioration passagère : un.

b) **Inflammations subaiguës et chroniques de l'utérus.** — Dans tous les cas que nous avons drainés, exception faite pour quelques sténoses et déviations utérines, il existait de la métrite sous ses diverses formes ; le plus souvent, la lésion, loin d'être limitée à la matrice elle-même, s'étendait sous forme d'inflammation diffuse au tissu cellulaire du petit bassin et des annexes, constituant aussi des cas de périmétro-salpingo-ovarite. On comprend qu'il soit difficile, dans ces conditions, d'apprécier, d'une façon précise, l'action du drainage utérin pour chaque lésion isolée.

Quoi qu'il en soit, et sous ces réserves, nous avons observé vingt-deux cas dans lesquels, les lésions de la métrite proprement dite étaient prédominantes ; nous avons obtenu :

Guérisons : douze.

Améliorations très notables : cinq.

Améliorations passagères ou état stationnaire : cinq.

Dans onze cas de métrite totale, parenchymateuse, avec augmentation de volume de la matrice, il s'est produit quatre fois une diminution très appréciable de l'organe; dans trois cas, il n'a paru se faire qu'une légère modification ; enfin, dans les quatre autres, l'état est resté stationnaire.

c) **Paramétrites, salpingites et ovarites**. — Quinze cas, dans lesquels il existait de l'empâtement diffus de tout ou partie du tissu cellulaire pelvien, englobant les annexes, sans que ces derniers formassent une tumeur appréciable isolément ; utérus immobilisé, etc., ont donné les résultats suivants : guérisons, six ; améliorations avec persistance de la salpingo-ovarite formant tumeur, et provoquant encore une douleur variable mais atténuée, quatre ; améliorations passagères, deux; états stationnaires, trois.

Dix cas de salpingo-ovarite, formant tumeur relativement isolée de l'utérus dont la mobilité était normale ou à peu près ; guérisons : trois ; améliorations, deux ; insuccès, cinq.

III

Au point de vue des modifications apportées par le drainage sur les divers troubles fonctionnels, l'état général, etc., nous avons constaté les particularités suivantes :

1° Règles. *a) Douleurs.* — Dans trente-sept de nos observations, les règles étaient douloureuses ; après le traitement nous avons noté :

Disparition des douleurs : vingt fois.
Diminution des douleurs : onze fois.
Persistance : six fois.

b) Irrégularité. — L'irrégularité de la menstruation a été observée dix-neuf fois. La régularité a été obtenue dans douze cas ; l'amélioration a été passagère trois fois ; quatre fois, le résultat a été nul.

Le retour des règles après le drainage nous a paru se produire à des époques très variables, le plus souvent vers le deuxième mois.

c) Abondance. — Sept fois, il existait des hémorrhagies : ménorrhagies ou métrorrhagies.

Guérisons, cinq ; dans deux cas, les règles ont persisté avec une abondance un peu exagérée.

2° Douleurs dans l'intervalle des menstruations. — Ces douleurs observées dans dix-neuf cas, ont disparu dans dix, diminué dans quatre, persisté dans cinq.

3° Leucorrhée. — Ce symptôme existait chez presque toutes nos malades, mais à des degrés différents ; il a disparu dans vingt et un cas, diminué dans onze, il est resté stationnaire dans six.

4° Etat général. — L'état général et plus particulièrement les troubles nerveux et digestifs qui accompagnent si fréquemment les affections utéro-ovariennes anciennes ont été le plus souvent très considérablement améliorés ; quelques-uns ont disparu complètement au bout d'un temps plus ou moins long ; d'autres fois les malades, hystériques ou neurasthéniques, n'ont pas bénéficié du traitement à ce point de vue.

5° Stérilité. — Nous n'avons pas vu survenir la grossesse pendant ou après le drainage alors que les malades étaient stériles auparavant. (1).

IV

Accidents attribués au drainage.

Si nous n'avons pas vu d'accidents graves à la suite du drainage, et si nous pouvons affirmer que dans la grande majorité des cas, le drain a été très bien toléré par nos malades, nous devons cependant signaler certains phénomènes pathologiques que nous avons observés. Ce sont les suivants :

a) **Douleurs, coliques utérines.** — Ces symptômes ont été constatés chez quelques femmes, plus particulièrement chez des névropathes averties de la présence d'un drain dans leur utérus. Dans trois cas, ces douleurs ont disparu au bout de quelques jours et il s'est produit une tolérance parfaite; dans un cas, le drain s'est déplacé, a glissé en partie hors de l'utérus, a provoqué des douleurs assez vives et une gêne pour le coït chez une femme qui avait habituellement de fréquents rapports sexuels ; enfin dans un cas, vers le deuxième mois la malade souffrait un peu pendant la défécation, la marche, etc., la tige touchait la paroi recto-vaginale, qu'elle avait ulcérée superficiellement; l'utérus était en antéversion très prononcée.

b) **Fétidité des sécrétions.** — Dans un assez grand nombre de cas (vingt-deux observations), les sécrétions sont devenues très fétides. Cette modification s'est produite le plus ordinairement au bout d'un temps assez long après la sortie des malades de l'hôpital. Elle a toujours disparu après la suppression du drainage avec le disque de caoutchouc.

Cette fétidité doit être attribuée, à notre avis, à plusieurs causes :

1º Manque de soins hygiéniques, suppression des injections vaginales, etc. Jamais, nous ne l'avons obser-

---

(1) Nous savons qu'il en existe plusieurs observations et, dans la plupart des cas, la grossesse a évolué normalement : Winckel, Olshausen, Goodell, Courtin, Lefour, etc., etc.

vée à l'hôpital chez des malades soumises aux injections biquotidiennes.

2º Présence du disque en caoutchouc rouge vulcanisé, dont les orifices se laissent facilement oblitérer par les sécrétions glaireuses, rétention produite par ce mécanisme.

3º Altération des liquides ainsi retenus au contact du caoutchouc, ce qui explique l'odeur toute spéciale de ces pertes.

Enfin, jamais cette fétidité n'a été observée quand le drain a été fixé par un procédé autre que le disque du docteur Courtin.

Pour toutes ces raisons, nous pensons que le disque seul entre en cause dans la production de ce fait, et que la tige elle-même lui reste tout à fait étrangère; aussi, croyons-nous, qu'il est nécessaire d'échancrer le disque comme nous le faisons depuis quelques mois, ou de recourir à la fixation par la soie ou le crin de Florence, malgré les quelques inconvénients que peut présenter ce procédé (section du col, etc.)

c) **Toux utérine.** — La toux utérine s'est produite dans un cas ; elle a persisté pendant tout le temps que la tige est restée en place (trois mois), elle a disparu le jour même de son ablation.

d) **Accidents inflammatoires : péri-métro salpingo-ovarites secondaires.** — Ces accidents observés six fois ont été, suivant nous, provoqués dans la plupart des cas par le défaut ou l'insuffisance des soins de propreté: ils ont presque toujours coïncidé avec la fétidité des sécrétions.

Voici quelques détails sur chacune de ces observations :

1º Une malade (Obs. XIX, de la thèse de M. J. Vitrac) atteinte de salpingo-ovarite double, très améliorée au cinquième mois, subit au septième une poussée aiguë de pelvi-péritonite coïncidant avec le déplacement du drain :

2º Dans un autre cas (Obs. XX) il ne se produisit aucune amélioration après l'intervention, et six mois après il y eut une poussée aiguë de péri-métro-salpingite.

3° Il s'agissait d'une malade chez laquelle, nous avions constaté les lésions suivantes : endométrite, périmétrite, salpingo-ovarite droite, et des lésions de tuberculose pulmonaire au premier degré dans le sommet du poumon gauche (Obs. XXXV). Après une amélioration passagère qui dura un mois environ, il se produisit une pelvi-péritonite assez grave, et la malade, alors en convalescence à Arcachon, dut faire enlever sa tige.

4° Dans l'observation XXXVI, les accidents inflammatoires survinrent après imprudences commises par la malade et la chute du drain : poussée aiguë de pelvi-péritonite, annexite double.

5° et 6° Des accidents analogues aux précédents ont été encore observés par nous, dans deux cas, encore inédits.

Enfin, nous devons éliminer de ce paragraphe l'observation XXXVIII. Il s'agissait d'une femme déjà tuberculeuse avant l'opération : les annexes et le péritoine pelvien furent envahis simultanément par le processus tuberculeux. Quelques mois après, Mme Elisabeth N... succombait à une tuberculose généralisée. Nous ne croyons pas que dans ce cas, les accidents puissent être attribués au drainage.

Conclusions.

L'analyse de nos observations nous fournit dans son ensemble les résultats suivants :

Guérisons.................... 60 0/0
Améliorations............... 23 0/0
Résultats nuls ou insuccès ... 15 0/0

Nous devons rappeler enfin que le drainage de l'utérus n'a été fait qu'après insuccès du traitement médical ou dans les cas chroniques. C'est donc à notre avis un excellent procédé thérapeutique.

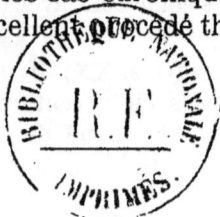

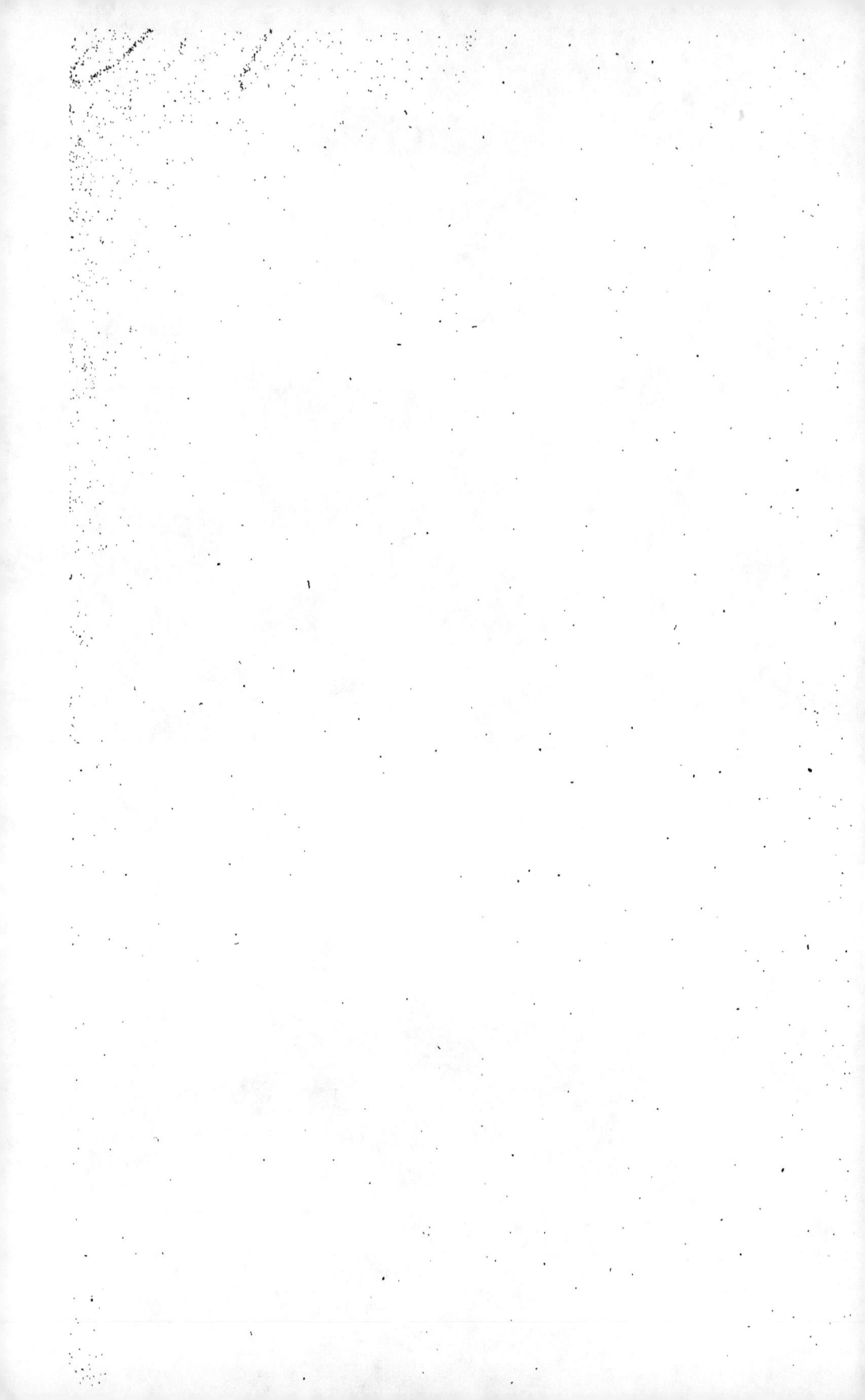

www.ingramcontent.com/pod-product-compliance
Lightning Source LLC
Chambersburg PA
CBHW050430210326
41520CB00019B/5865